中国接骨图说

著者——

二宫献彦可

皇汉医学系列丛书

主编 刘星

山西出版传媒集团
山西科学技术出版社

总　序

中医学历史悠久，源远流长，影响深远，最有代表性的是对日本的影响。

日本把中医叫作汉医，日本研究中国医学的学者，更是称中医学为皇汉医学。

日本自隋唐与中国相通以来，所习之医皆神农以来之学说。因《内经》《难经》之书名，始见于《汉书·艺文志》，而张仲景又为汉代人，中医界十分重视《伤寒论》一书，所以称中医为汉医。千百年来，日本汉医名家林立，著作之可传者指不胜屈，而所藏中国医书之佚本、绝本尤多（萧龙友语）。

20 世纪初，西医东渐，对中医的发展造成一定的威胁。在日本，汉医同样受到了冷落。但是，日本学者很快就发现，西医之治疗有时收效尚不如汉医之捷而灵、稳而当。于是，倡导皇汉医学者遵承丹波元坚等名家所辑之书、所习之学，立社演讲，从而光大之，而这些著作也随即风行一时。世界书局根据这一情况，邀请陈存仁先生编辑《皇汉医学丛书》。陈存仁先生经过数年努力，从在日本搜集到的数百种中医著作中，选择最有价值的书籍，编辑为《皇汉医学丛书》。其中包括总类 8 种，有《内经》《难经》等医经注释及考证、传略、目录等著作；内科学 19 种，主要为《伤寒论》《金匮要略》《温病条辨》等典籍文献的研究、注解；外科学 1 种；女科学 3 种；儿科学 3 种；眼科学 1 种；花柳科学（性传播疾病）1 种；针灸学 4 种；治疗学 1 种；诊断学 1 种；方剂学 10 种，含名方、验方、家藏方、方剂词典、古方分量考等内容；医案医话类 11 种；药物学 8 种；论文集 1 种，汇集了 20 世纪初日本汉医研究的精华。有些文献内容在国内已经失传，日本反而保存无恙，如接骨学，国内医籍仅见于《证治准绳》《医宗金鉴》中，日本却有其专辑，并附有图谱，手术姿势无不详备，接骨的方药也为不经见之家传方剂。又如，腹诊之术，国内已完全失传，而日本汉医书籍中有之；生产、手术、探宫、通溺，日本也能祖述中医之方法；眼科则打破五轮八廓之妄，针灸科则改定经穴取七十穴而活用之（陈存仁语）。编辑这套丛书的目的，"其意不独欲介绍日本之新旧学说，且将使读者对比互勘，于医学有深切认识与辨别"（徐相任语）。陈存仁先生认为，这些图书中"日本多记氏谨严之逻辑，丹波氏诠释，东洞氏自立一派，汤本氏独抒卓见，宫献氏研究精密，冈西氏征引博洽，以及久保氏之科学见地，岩崎氏之治学功夫，并足称述，可为则例。其所撰著，必有足以启导吾人研究之方法与趣味者"。

汉医与中医一脉相承，在我们继承和发掘中医前辈们的学术经验时，日本的前贤同样是我们应该认真学习的榜样。他们确实在中医学术上有着踏踏实实的学问，他们的很多著作至今仍然对中医的发展产生着积极影响，具有极高的参考价值。这些著作的作者在国内的知名度相当高，可以说是家喻户晓，比如丹波元简、丹波元坚、丹波元胤、山田宗俊、吉益为则、长尾藻城等。

《皇汉医学丛书》不仅给我们提供一条了解日本汉医学的途径，也为我们学好中医、运用好中医理法方药提供了一批重要的海外中医参考文献。

本套丛书于 1936 年至 1937 年陆续刊行后，人民卫生出版社曾于 20 世纪 50 年代出版过单行本。此后直至 1993 年才再经上海中医学院（现名上海中医药大学）出版社重刊。目前，全套丛书市面上已经找不到，读者要一睹丛书全貌极为艰难。为了满足广大读者的需要，为了适应现代人读书的习惯，我们组织中国中医科学院、广西中医药大学、山西中医药大学等单位众多专家和研究人员，用了 6 年多的时间，对原丛书进行了全面点校，将原来繁体字、异体字的竖排本改为规范的简化字横排本予以出版，并对疑难字词添加了注释，希望能得到广大读者的喜爱。

最后，希望本书的出版对于中医的发展能有所启迪，并希望有识之士对书中不妥之处提出宝贵的意见，以使本书更加完善。

凡　例

一、《皇汉医学丛书》自1936年上海世界书局出版以来，深受读者喜爱，其中的许多著作已经成为中医界重要的参考书或工具书。

二、原版《皇汉医学丛书》由于文字为繁体及异体字、竖排，无现代标点，给现代人阅读带来了很多困难。简体点校版为规范简体、横排、加现代标点，所以读者阅读起来会轻松很多。

三、丛书中引用的前人作品名称及前人名称，没有统一的说法，如《灵枢·小针解》《灵·小针解》《小针解》及《阴阳应象大论》《阴阳应象》等，为了尽量保持丛书原貌，新版丛书没有进行统一。

四、原丛书中"左""右"二字，改为横排后，根据语义改为"上""下"等。

五、原丛书中"按语""案语"混用，现统一使用"按语"，如坚按、简按。

六、原丛书中的缺字用"□"表示，如果通过查阅资料，已补入缺字，则将"□"去掉。

七、对于原丛书中不符合现代人阅读习惯的词语，尽量改为符合现代人阅读习惯的词语。如丸药的"丸"，原丛书中经常写作"圆"。在不影响原书语意的情况下，丛书统一改为"丸"。如，将"补中益气圆"改为"补中益气丸"，将"乌梅圆"改为"乌梅丸"等。

八、穴位名称统一改为国内使用的名称。如，大渊，改为太渊；大溪，改为太溪；太钟，改为大钟等。

九、原丛书在引用他书内容时，可能出现与所引用的著作文字有出入的情况，简体点校版经核对后会改正，有些通过注释的方式加以说明。

提　要

本书原名《正骨范》，由日本江户时代的一位叫二宫献彦可①的接骨医生所著。

本书用汉文书写，吸取了汉（中国）、兰（荷兰）、和（日本）的接骨技术和经验，刊行于1808年。由于本书所描述的接骨手法基本来源于清代《医宗金鉴·正骨心法要旨》，所以，在收入《皇汉医学丛书》时书名被改为《中国接骨图说》。

本书图文并茂，详细介绍了正骨之术的各种临床实用的手法，如母法15种，子法36种、揉法150种等，对各种筋骨损伤及麻药、外用药、内服药等，一一详备无遗，可补先辈治骨之阙，为骨科之巨著。

---

① 二宫献彦可：二宫献（1754～1827年）出身于日本静冈县滨松地区的疡科世家，字彦可、龄文、龄顺，号拥鼻、叟乐，讳献。后人亦称他为二宫彦可。师从荷兰外科名医吉雄耕牛及正骨大师吉原杏隐，修得中国按摩正骨术并发扬光大。

序　一

　　"三折肱①为良医""九折臂①为良医"，盲史②、湘累③吐能言之，则治打扑折伤者，古之良医也。《周官》有折疡之祝药焉，《政论》有续骨之膏焉，而《本草》鸿然吐言：地黄属骨，而甘草生肉。祝药、膏药，圣贤所教，何会无效乎？虽然骨折骸碎、节脱筋断，其所伤者，在子膝之内，而药施诸皮肤之外，不近似隔履搔痒乎？予曾论之，人身之与家国，其理一致。动履平宁者，太平清明之象也；其失常不快者，祸乱之象也。内证者，内乱也；外证者，外寇也。病之得于喜怒、饮食者，犹衽席沉蛊之祸，朝政废缺之害也；病之得于风、寒、暑、湿者，犹夷狄内侵之祸、诸侯叛逆之乱也。若夫打扑伤损之类，是非内患，又

---

　　①　三折肱、九折臂：指多次骨折。

　　②　盲史：指左丘明。《史记·太史公自序》："左丘失明，厥有《国语》。"左为春秋鲁史官，曾为鲁国史书《春秋》作传，也称《左氏传》。后世以"盲史"作为左丘明的代称。

　　③　湘累：指屈原。

非外惧，是犹星陨地震、海啸山崩之变，水火饥馑之灾乎，是宜别有其法焉，岂可比诸内外之治术乎？是故赵宋始有正骨科焉，至明又有接骨科焉。其法载于《圣济》《证治》之诸书，近世《医宗金鉴》所载摸、接、端、提、按、摩、推、拿之八法，是予所谓另得其治者也，唯恨其法未得精细耳。滨田医官二宫彦可，博学笃志，精于其业，曾西游至于长崎，师事吉原杏隐，得正骨之术。杏隐，元武夫也，扩充其曾所学死活拳法，以建其法，彦可尽传其秘蕴。东归之后，屡验诸患者，桴鼓相应，十愈八九，遂以良闻。顷原其师说，加之以其所自得者，著《中国接骨图说》二卷，请序于予。予阅之，其书探珠、弄玉、靡风、车转、圆旋、螺旋、跃鱼、游鱼、熊顾、鸢翔、鹤跨、骑龙、燕尾、鸽尾、尺蠖诸法焉。母法十五、子法三十六，合五十一法矣。有图而象之，有说而解之。又，别建揉法百五十法焉。富哉，术也！比诸《金鉴》诸书所载，则犹金罍玉爵之于污尊抔饮邪。杏隐海隅隐士，怀抱奇术，遁戢不出，销名幽薮，然得彦可而显于天下，岂不为大幸乎？今之医生，匿其师传，以为自得，诩诩夸人，钓誉于世，以弋身家之腴者，比比有之，甚则至弯射羿之弓焉。彦可则不然，著其书而显其师，比诸彼徒，岂不亦天冠地履乎？予于此书，不独喜其术之精，而有青蓝之誉焉。又，以喜意出于敦厚，慕君子长者之风者乎。

文化五年戊长夏旺日

丹波元简廉夫氏撰

序 二

　　吾家五世，以外科承之传医，专奉西洋氏之方。而汉、洋二书诸门方法，旁搜广讨，略无遗漏。独于整骨一门，汉氏未能详悉，洋氏多用器械。未详悉者，难施之治；用器械者，苦其难得。长崎有杏隐老人，专以手法整理骨伤，善生其创意。吾友滨田二宫彦可从杏隐老人，尽受其方，救患起废，其功不灭。令儿国宝及弟子辈学其方，吾家今用之矣。近日，彦可作《接骨图说》上、下篇，图说兼优。又，附载裹帘之法，此吾家所传，彦可学而用之者也。余欣然为之序。

文化丙寅夏六月
东都傅医法眼兼医学疡科教谕桂国瑞

序 三

古人有曰："折伤、打扑者非疾。"然而其治疗不得法，则遂陷非命之死，即不至死亦不免废者，岂可轻忽之哉？余尝客游于肥①之长崎，得阿兰象胥长②吉雄耕牛而欢，谈及正骨手法，耕牛曰："西洋虽有正骨法，独巧用械，而手法则付之不讲。我长崎有杏荫斋先生③，其人元武弁，姓吉原，名元栋，字隆仙，达于所谓死活券（拳）法。今隐于方技，以按跷为业。因其所得券（拳）法，潜心正骨多年，终得其奥妙。合缝接折，其效不可胜记也。尝见疗一春夫，以杵撞睾丸，绝死，众医不能救者，先生一下手于小腹，按之则忽然苏，恰如唤起沉睡者。然其手法之妙，概此类

---

① 肥：指肥前国，日本古代令制国之一，俗称肥州。

② 阿兰象胥长：指荷兰语翻译人员。

③ 杏荫斋先生：即序一"吉原杏隐"与序二"杏隐老人"，亦即吉原元栋。吉原元栋，字隆仙，号杏荫斋，浪人武士出身，以按摩正骨为业，生年不详，1800 年去世，著有《杏荫斋正骨要诀》。

矣。仆旧相识，足下若愿见之，则请为绍介。"余曰：
"素所欲也。"于是委贽门下，得学其术，母法十三，
子法十八，道既通，将东归。先生嘱余曰："余已创此
手法，未有成书之可以遗于后昆者，吾龄在桑榆，汝
能继吾志，乃尽取其秘蕴授焉。"于是覃思研精二十余
年，更增益为母法十五、子法三十又六，又新立揉法
一百五十，施之人则击扑跌蹶复旧者，十而八九，其
或复亦不至废，此皆因先生之创意秘蕴，非余之妄作
者也。凡学此术者勿忘先生之高德。呜呼！夫正骨之
用也广矣，如稠人杂沓之地、士人演武之场，碰撞颠
扑常有，则不独医生，虽诸凡士庶，学习斯术，必须
其益。故不吝其奥秘，寿之梓，公于宇内云尔。

文化四年丁卯季冬
滨田侯医臣二宫献撰

目　录

杏荫斋吉原先生　手法

滨田二宫献彦可甫　著

接骨总论

接骨，或称正骨，或称整骨，皆谓整所跌扑损伤之骨节也。宋时始有正骨科，至明又立接骨科，《圣济总录》《证治准绳》《医宗金鉴》等书可考。《金鉴》特载摸、接、端、提、按、摩、推、拿之八法，而未为详备。今以《金鉴》八法为经，新立母法十五、子法三十六以为纬，凡三百六十五节之伤损者，无所逃于此手法。夫手法者，何也？谓以两手使所伤之骨节仍复于旧也。但伤有轻重，而手法各有所宜。其复旧之迟速，及遗留残疾与否，皆关手法所施之巧拙也。盖一身之骨节非一致，而筋脉罗列，又各不同。故能知其骨节，识其部位，一旦临证，机触于外，巧生于内，手随心转，法从手出。或拽之离而复合，或推之就而复位，或正其斜，或完其阙，则骨之截断、碎断、斜断，筋之弛纵卷挛、翻转离合，虽在肉里，以手运转推拿之，自适其情，是称为手法也。手法亦不可妄施，若元气素弱，一旦被伤，势已难支，设手法再误，则万难挽回，于是别有揉法百五十法。心明手巧，既知其病情，复善用其法，然后治自多效，诚其宛转运用之妙。要以一己之卷舒、高下、疾徐、轻重、开合，能达病者之血气凝滞、皮肉肿痛、筋骨挛折与情志之苦欲也。故不口授面命，则难得其法矣。

检　骨

先问其为跌扑，或为错闪，或为打撞，摸检其所伤之骨节，知其骨脱、骨断、骨碎、骨歪、骨整、骨软、骨硬，而后以手法治之，是正骨家检骨之大要也，最不可孟浪也。夫人之周身，有三百六十五骨节，以一百六十五字，都关次之。首自铃骨之上为头，左右前后至辕骨，以四十九字，共关七十二骨。巅中为都颅骨者一，次颅为髓骨者一，髓前为顶威骨者一，髓后为脑骨者一，脑左为枕骨者一，枕就之中附下为天盖骨者一，盖骨之后为天柱骨者一，盖前为言骨者一，言下为舌本骨者，左右共二。髓前为囟骨者一，囟下为伏委骨者一。伏委之下为俊骨者一。眉上左为天贤骨者一，眉上右为天贵骨者一。左睛之上为智宫骨者一，右睛之上为命门骨者一。鼻之前为梁骨者一，梁之左为颧骨者一，梁之右为纠骨者一，梁之端为嵩柱骨者一。左耳为司正骨者一，右耳为纳邪骨者一，正邪之后为完骨者，左右共二。正邪之上附内为嚏骨者一，嚏后之上为通骨，左右前后共四。嚏上为腭骨者一。其腭后连属为颔也。左颔为乘骨者一，右颔为车骨者一。乘车之后为辕骨者，左右共二。乘车上下山齿牙三十六事。复次铃骨之下为膻中，左右前后至条，以四十字，关九十七骨。辕骨之下左右为铃骨者二，铃中为会厌骨者一，铃中之下为咽骨者，左、中及右共三。咽下为喉骨者，左、中及右共三。喉下为咙骨者，环次共十事。咙下之内为肺系骨者，累累然共十二。肺系之后为谷骨者一，谷下为偏道骨者，左右共二。咙外次下为顺骨者共八。顺骨之端为顺隐骨者共八。顺下之左为洞骨者一，顺下之右为棚骨者一。洞棚之下，中央为髑骭者一，髑骭直下为天枢骨者一。铃下之左右为缺盆骨者二，左缺盆前之下为下厌骨者一，右缺盆前之下为分膳骨者一，厌、膳之后附下为仓骨者一，仓之下左右为髎骨者共八。髎下之左为胸骨者一，髎下之右为荡骨者一，胸之下为乌骨者一，荡之下为臆骨者一，铃中之后为脊窳骨者，共二十二。脊窳次下为大动骨者一，大动之端为归下骨者一，归下之后为篆骨者一，归下之前为条骨者一，复次缺盆之下左右至衬，以二十五字，关六十骨支。其缺盆之后

— 3 —

为伛甲骨者，左右共二。伛甲之端为甲隐骨者，左右共二。前支缺盆为飞动骨者，左右共二。次飞动之左为龙臑骨者一，次飞动之右为虎冲骨者一，龙臑之下为龙本骨者一，虎冲之下为虎端骨者一，本端之下为腕也。龙本内为进贤骨者一，虎端上内为及爵骨者一，腕前左右为上力骨者共八。次上力为驻骨者，左右共十。次驻骨为搦骨者，左右共十。次搦为助势骨者，左右共十。爪甲之下各有衬骨，左右共十。复次髑骭之下左右前后至初步，以五十一字，关一百三十六骨。此下至两乳下分左右，自两足心，众骨所会处也。髑骭之下为心蔽骨者一，髑骭之左为胁骨者，上下共十二。左胁之端各有胁隐骨者，分次亦十二。胁骨之下为季胁骨者共二，季胁之端为季隐骨者共二，髑骭之右为肋骨者共十二，肋骨之下为胁肋骨者共二，右肋之端为肋隐骨者共十二，条骨之前为大横骨者一，横骨之前为白环骨者共二，白环之前为内辅骨者左右共二，内辅之后为骸关骨者左右共二，骸关之下为捷骨者左右共二，捷骨之下为髀枢骨者左右共二，髀枢下端为膝盖骨者左右共二，膝盖左右各有侠升骨者共二，髀枢之下为骺骨者左右共二，骺骨之外为外辅骨者左右共二，骺骨之下为立骨者左右共二，立骨左右各有内外踝骨者共四。踝骨之前各有下力骨者左右共十，踝骨之后各有京骨者左右共二，下力有释歇骨者共十，释欹之前各有起仆骨者共十，起仆之前各有平助骨者左右共十，平助之前各有衬甲骨者左右共十，释欹两旁各有核骨者左右共二，起仆之下各有初步骨者左右共二，凡此三百六十五骨也。天地相乘，唯人至灵。其女人则无顶威、左洞、右棚及初步等五骨，止有三百六十骨。又，男子、女人一百九十骨，或隐，或衬，或无髓势。余二百五十六骨，并有髓液以藏诸筋，以会诸脉，溪谷相需，而成身形，谓之四大，此骨度之常也。

巅骨者，头顶也。其骨男子三叉缝，女子十字缝，位居至高。内含脑髓如盖，故名天灵盖，以统全体者也。或碰撞损伤，骨碎破者必死。或猝然晕倒，身体强直，口鼻有出入声气，虽目闭面如土色，心口温热跳动者可治。切不可撷拿并扶起，唯宜屈膝侧卧，先徐徐用揉法后，熊顾子法第二整理之。

囟骨者，婴儿顶骨未合软而跳动之处，名曰囟门。或打扑损伤，骨缝虽绽，尚未震伤脑髓，筋未振转者生。治法类巅骨。大凡婴孩之手法者皆贵揉法。

山角骨，即头顶两旁棱骨也。撷扑损伤，骨碎破者死，骨未破则虽宣紫肿硬瘀血凝聚、疼痛，或有昏迷目闭不能起、声气短少、语言不出、心中慌乱、睡卧喘促，饮食少进者，可治。用揉法须轻轻。

凌云骨，在前发际下，即正中额骨，其两眉上之骨。左名天贤骨，右名天贵骨，两额骨也。打扑损伤者，面目浮肿。若内伤者，瘀血上而吐衄，昏沉不省人事，治同山角骨。

睛明骨，即目窠四围目框骨也。其上曰眉棱骨，其下曰颛骨，颌骨下接上牙床。打扑损伤，血流满面，或骨碎，眼胞损伤，瞳神破碎者，难治。

两颧骨者，面上两旁之高起大骨也。击仆损伤，青肿坚硬疼痛，或牙车紧急，嚼物艰难，或鼻孔出血，或两唇掀翻者治，骨破碎者不治。

鼻梁骨者，鼻孔之界骨也，下至鼻之尽处，名曰准头。或打扑鼻两孔，伤鼻梁骨，凹陷者可治，血出无妨。若跌磕伤开鼻窍，或鼻被伤落者，亦无不治。

中血堂，即鼻内颏下脆骨空虚处也。虽被打扑伤损，神气迷昏者无妨，血流不止者危。

地阁骨，即两牙车相交之骨。又名颏，俗名下巴骨，上载齿牙。打扑损伤者，腮唇肿痛，牙车振动，虽目闭神昏，或心热神乱，气弱体软者，亦无不治。

齿者，口龈所生之骨也。又名曰牙，有门牙、虎牙、槽牙。上下尽根牙之别，凡被跌打砍磕，落去牙齿，如走马牙疳，出血不止者至危。

扶桑骨，即两额骨旁近太阳，肉内凹处也。若跌仆损伤，或焮肿，或血出，或青紫坚硬，头疼耳鸣，青痕满面，憎寒恶冷，心中发热。若撞扑伤凹，骨碎透内者死。

颊车骨，即下牙床骨也。俗名牙钩，承载诸齿，能咀食物。有运动之象，故名颊车。其骨尾形如钩，上控于曲颊之环，其曲颊名两钩骨，即上颊之合钳，以纳下牙车骨尾之钩者也。其上名玉梁骨，即耳门骨也。或打仆脱钩臼，或因风湿袭入，钩环脱臼。单脱者，为错；双脱者，为落。若欠而脱臼者，乃突滑也，无妨。脱臼者，名架风。又落下颏，俗名吊下巴欠，又云打哈气。探珠母子法整顿之。

后山骨，即头后枕骨也。其骨形状不同，或如"品"字，或如"山"字，或如"川"字，或圆尖，或月牙形，或偃月形，或鸡子形，皆属枕骨。凡有伤损，其人头昏目眩、耳鸣有声、项强咽直、饮食难进、坐卧不安者，先用揉法整之，后熊顾子法第二正之。如误从高处坠下，后山骨伤太重，筋翻气促，痰响如拽锯之声，垂头目闭有喘声者，此风热所乘，至危之证，不能治也，遗尿者必亡。唯月牙形者，更易受伤。如被坠堕打伤震动盖顶骨缝，以致脑筋转拧，疼痛昏迷，不省人事，少时或明者，其人可治。

寿台骨，即完骨在耳后接于耳之玉楼骨者也。若跌打损伤，其耳上下俱肿起，耳内之禁骨有伤，则见血脓水，耳外瘀聚凝结疼痛，筋结不能舒通，以致头晕眼迷，两太阳扶桑骨胀痛，颈项筋强，虚浮红紫，精神短少，四肢无力，坐卧不安者，先用揉法整之，后熊顾子法第三端理之。

旋台骨，又名玉柱骨，即头后颈骨三节也。一名天柱骨。此骨被伤共分五症：一曰从高坠下，致颈骨插入腔内，而左右废活动者，用熊顾子法第一拔提之；二曰打伤头低不起，用熊顾母法整理之；三曰坠堕左右歪邪，项强不能顾者，熊顾母法提顾之；四曰仆伤面仰头不能乘，或筋长骨错，或筋聚，或筋强者，用熊顾子法第二端之；五曰自缢者，旦至暮心下若微温者可治，暮至旦虽心下微温不可治，徐徐抱解不能截绳，上下安被卧之，用熊顾子法第三整理之。

锁子骨，经名柱骨，横卧于两肩前缺盆之外，其两端外接肩解，击打扑伤。或驱马误坠于地，或从高坠下，或撞扑砍磕，骨断、骨叉乘者，用车转子法第八整之。

胸骨，即髑骭骨，乃胸胁众骨之统名也。一名膺骨，一名臆骨，俗名胸膛。其两侧自腋而下至肋骨之尽处，统名曰胁。胁下小肋骨名曰季肋。季肋俗名软肋。肋者，单条骨之谓也，统胁肋之总。又名曰胠。凡胸骨被物从前面撞打跌仆者重，从后面撞仆者轻，轻者用揉法治之；重者骨断骨叉乘，用靡风子法第三整理之。两乳上骨伤者，用靡风子法第二治之；若伤重者，内透胸中，伤心、肺两脏。其人气乱昏迷，闭目呕吐血水，呃逆战栗者，则危在旦夕，不可医治矣。

歧骨者，即两凫骨端相接之处。其下即鸠尾骨也。内近心君，最忌触犯。或打扑损伤，骨闪错，轻者用靡风子法第一治之。重者必入心脏，致神昏目闭，不省人事，牙关紧闭，痰喘鼻扇，久而不醒，醒而神乱，此血瘀而坚凝不行者也，难以回生。

凫骨者，即胸下之边肋。上下二条易被损伤，左右皆然。自此以上，有肘臂护之。打扑伤损，用靡风母法端之；在下近腹者，鹤跨母法亦可。

背骨者，自后身大椎骨以下，腰以上之通称也。其骨一名脊骨，一名膂骨，俗呼脊梁骨。其形一条居中，共二十一节。下尽尻骨之端，上载两肩，内系脏腑，其两旁诸骨附接横叠，而弯合于前，则为胸胁也。跌打伤损，瘀聚凝结，若脊筋陇起，骨缝必错，则不可能俯仰者。用鹤跨母法整顿之。或有为伛偻之形者，用鹤跨子法整理之。

腰骨，即脊骨十四椎、十五椎、十六椎间骨也。若跌打损伤，瘀聚凝结，身必俯卧，若欲仰卧、侧卧皆不能也，疼痛难忍，腰筋僵硬者，骑龙母法治之。

尾骶骨，即尻骨也。其形上宽下窄，上承腰脊诸骨，两旁各有孔，名曰八髎。其末筋名曰尾闾，一名骶端，一名橛骨，一名穷骨，俗名尾椿。或打扑跌蹶，或蹲垫骨错，壅肿者，用骑龙母法。

　　髃骨者，肩端之骨，即肩胛骨臼端之上棱骨也，其臼含纳臑骨上端，其处名肩解。即肩骸与臑骨合缝处，俗名吞口，一名肩头。若被跌伤，手必屈转向后，骨缝裂开，不能招举，亦不能向前。唯扭于肋后而已。其气血皆壅聚于肘，肘肿如椎不移者，用车转子法第六整顿；或脱臼、手麻木、髃骨突出者，用车转子法第一归窠；或打扑髃骨，闪错手不能举，疼痛者，车转母法整理之；或筋翻、筋挛、筋胀，髃骨胶结，不能离胁肋者，用车转子法第二转之；或损伤轻数日，而髃骨肿硬，臑肘瘀血凝滞如针刺者，车转子法第三拨转之；髃骨错出于后，筋挛、筋胀胶结不动者，车转子法第四挫顿之；肩髃合缝高出，难用运转之手法者，车转子法第五整理之；虽髃骨不脱臼，不骨突出，前后、上下运转不如意，筋脉挛急者，车转子法第七治之。

　　肩胛骨，肩髃之下附于脊背成片如翅者，名肩胛，亦名肩髆，亦锨板子骨。打扑攧躐，骨失位，肿硬者，用鸢翔之法整顿之。

　　臑骨，即肩下肘上之骨也。自肩下至手腕，一名肱，俗名肐膊，乃上身两大支之通称也。或坠马跌碎，或打断，或斜裂，或截断，或碎断。打断者有碎骨，跌断者无碎骨。先用揉法整之，将杉篱裹帘法缚之。

　　肘骨者，肐膊中节上下支骨交接处，俗名鹅鼻骨。

若跌伤其肘尖，向上突出，疼痛不止，先用圆旋子法第三挫顿，后用旋母法正之；肘骨脱臼，手垂不能举，臂腕麻木，或冷凉，用圆旋母法整之；肘骨屈不伸，其筋斜弯者，用圆旋子法第一曳之；肘尖骨向上破皮肉突出，经日不复，肿硬筋挛不伸，臂腕失政者，用圆旋子法第二击顿之，后用圆母法整理之；老人、妇人、小儿者，用圆旋子法第四整之。

臂骨者，自肘至腕有正、辅二根，其在下而形体长大连肘尖者，为臂骨。其在上而形体短细者，为辅骨，俗名缠骨。叠并相倚，俱下接于腕骨焉。凡臂骨受伤者，多因迎击而断也，或断臂辅二骨，或唯断一骨，先用揉法端之，后用杉篱裹帘法。

腕骨，即掌骨，乃五指之本节也。一名壅骨，俗曰虎骨。其骨大小六枚，凑以成掌，非块然一骨也。其上并接臂辅两骨之端，其外侧之骨，名高骨，一名锐骨，亦名踝骨，俗名龙骨。以其能宛屈上下，故名曰腕。若坠马手掌着地，只能伤腕，壅肿疼痛。若手背向后，翻贴于臂者，并跃鱼法端之。

五指之骨，名锤骨。即各指本节之名也，其各指次节名竹节骨。若被打伤，折五指，或翻错一指，并游鱼法整之。

胯骨，即髋骨也，又名髁骨。跌打损伤，筋翻足不能直行，筋短者脚尖着地。骨错者，肾努斜行，用骑龙母法整之。

环跳者，髋骨外向之凹，其形似臼，以纳髀骨之上端如杵者也。名曰机，又名髀枢，即环跳穴处也。跌打损伤，以致枢机错努，青紫肿痛，不能步履，或行止欹侧艰难，燕尾母法挫顿之；或环跳脱臼，筋弛足痿蹇麻木者，燕尾子法第一端之；或髋骨闪错及大腿骨一时碎者，先用揉法，整大腿骨，杉篱裹帘法缠缚之，后用燕尾子法第二。

股骨者，髀骨上端如杵，入如髀枢之臼；下端如锤，接于骱骨，统名曰股，乃下身两大支通称也，俗名大腿骨。坠马拧伤，骨碎筋肿，黑紫清凉者，先用揉法端之，后用杉篱裹帘法。

膝盖骨，亦名膑骨（髌骨），形圆而扁，覆于楗骱上下两骨之端，内面有筋联属，其筋上过大腿至于两胁，下过胻骨至于足背。如有跌打损伤，膝盖上移者用尺蠖子法第二整之；或膝屈不伸，腘大筋翻挛者，用尺蠖母法端之；或膝头大肿，黑紫筋直，腘肿疼痛，手不可近者，用尺蠖子法第一端之；或膝骨斜错，股骨一时碎伤者，先整其股骨，后用尺蠖子法第三治之。

胻骨，即膝下小腿骨，俗名臁胫骨者也。其骨二根在前者，名成骨，又名骭骨。其形粗在后者，名辅骨；其形细，又俗名劳堂骨。若被跌打损伤，其骨尖斜突外出，肉破血流，或砍磕被重物击压，骨细碎者，用揉法整之，杉篱裹帘法缚之。

踝骨者，胻骨之下，足跗之上，两旁突出之高骨也。在内者名内踝，俗名合骨。在外者为外踝，俗名核骨。或驰焉坠伤，或行走错误，则后跟骨向前，脚尖向后，筋翻肉肿，疼痛不止者，用弄玉法端之。

跗骨者，足背也，一名足跌，俗称脚面，其骨乃足趾本节之骨也。其受伤之因不一，或从阴坠，或被重物击压，或被车马蹄砑，若仅伤筋肉，尚属易治；若骨体受伤，每多难治，领尾法治之。

趾者，足之指也。名以趾者，所以别于手也。俗名足节，其节数与手之骨节同。大趾本节后内侧圆骨努突者，一名核骨，又名覈骨，俗呼为孤拐也。趾骨受伤，多与跗骨相同，唯奔走急迫，因而受伤者多，游鱼法治之。

跟骨者，足后跟骨也。上承胻、辅二骨之末，有大筋附之，俗名脚挛筋。其筋从跟骨，过踝骨，至腿肚里，上至腘中过臀，抵腰脊至项。自脑后向前至目眦，皆此筋之所达也。若落马坠镫等伤，以致跟骨拧转向前，足趾向后，即或骨未碎破，而缝隙分离，自足至腰脊，诸筋皆失其常度，拳挛疼痛，宜螺旋法治之。

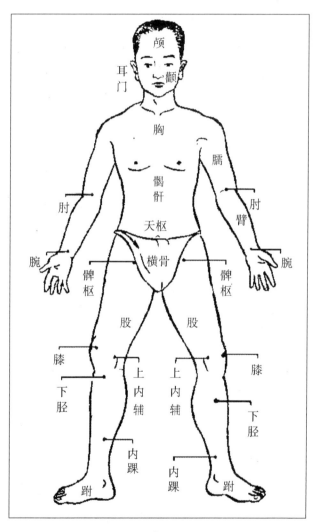

正面名目图

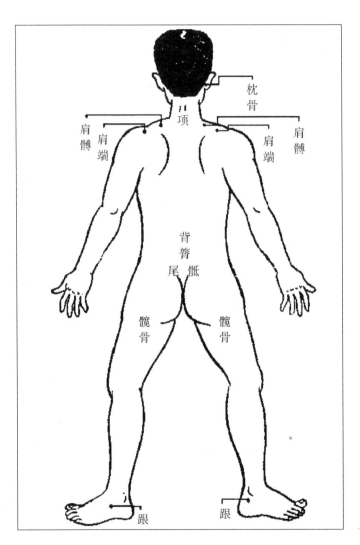

背面名目图

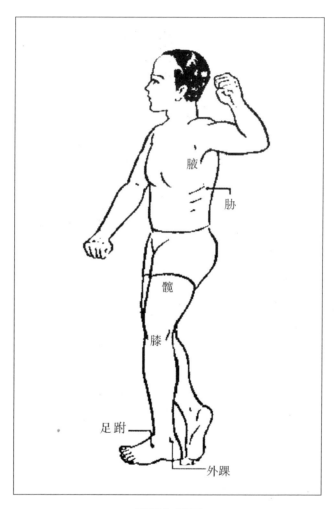

侧面名目图

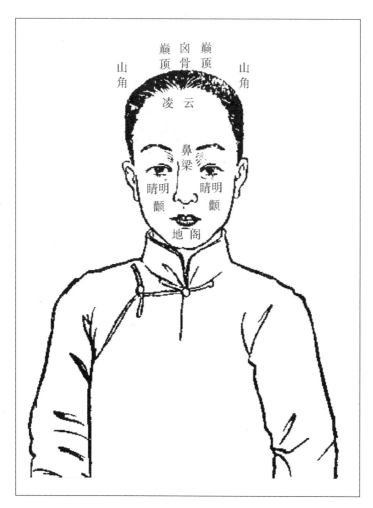

头顶正面图

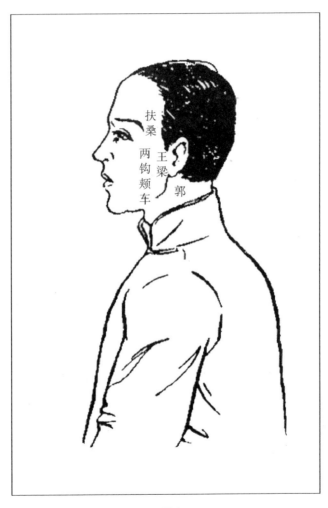

侧面骨名图

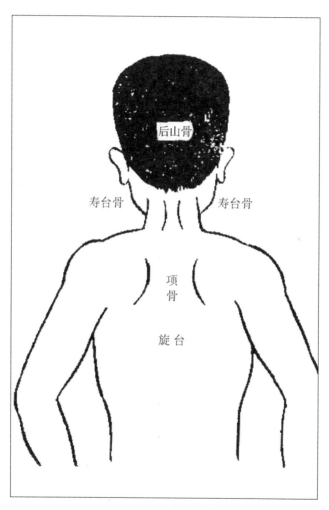

背面骨名图

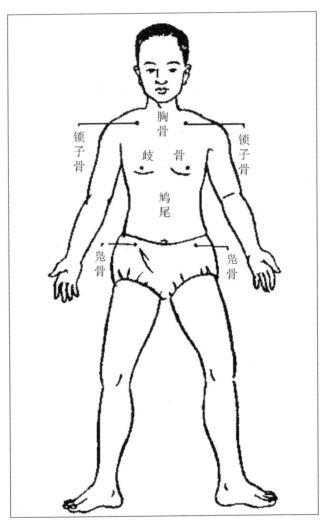

胸骨

锁子骨

锁子骨

歧　骨

鸠尾

凫骨

凫骨

胸腹骨名图

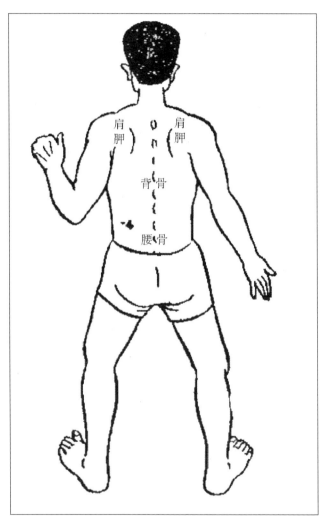

肩背骨名图

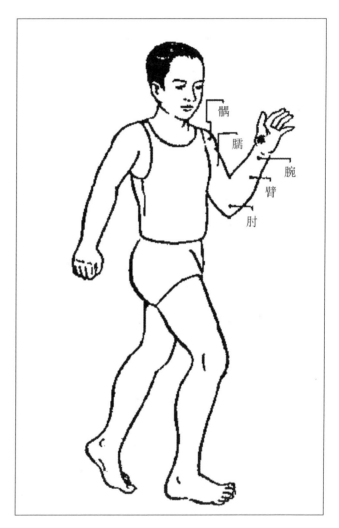

髃

臑

腕

臂

肘

手骨名图

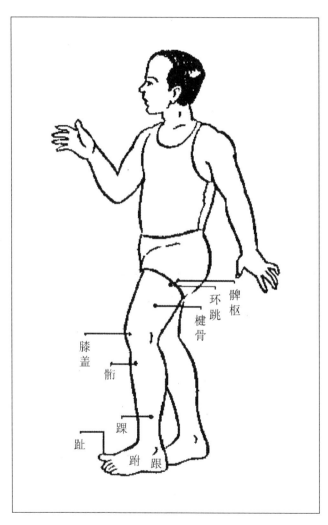

髀枢

环跳

楗骨

膝盖

骱

踝

趾

跗 跟

足骨名图

脉证治法

刘宗原曰："打扑金刃损伤，是不因气动而病，生于外，外受有形之物所伤。乃血肉筋骨受病，非如六淫七情为病，有在气在血之分也。"所以，损伤一证，专从血论，但须分其有瘀血停积而亡血过多之证。盖打扑坠堕，皮不破而内损者，必有瘀血。若金刃伤皮出血，或致亡血过多，二者不可同法而治。有瘀血者，宜攻利之。若亡血者兼补而行之，又察其所伤有上下、轻重、浅深之异，经络气血多少之殊，唯宜先逐瘀血、通经络、和血止痛，然后调气养血、补益胃气，无不效也。顷见围城中军士被伤，不问头面、手足、胸背轻重，医者例以大黄等利之。后大黄缺少，甚者遂以巴豆代之，以为不于初时泻去毒气，后则多致危殆。至于略伤手指，亦悉以药利之。殊不知大黄之药唯与有瘀血者相宜，其有亡血过多，元气、胃气虚弱之人，不可服也。

戴院使云："仆踏不知曰攧，两手相搏曰扑，其为损一也。"因攧扑而迷闷者，酒调苏合香丸灌之；因攧扑而损伤，宜逐其恶血，酒煎苏木调苏合香丸；或鸡鸣散，或和气饮加大黄，入醋少许煎；或童便调黑神散，不用童便用苏木煎酒调亦得；攧扑伤疼，酒调琥珀散极佳，乌药顺气散亦可。

大法固以血之瘀分虚实，而为补泻，亦当看损伤之轻重。轻者，顿挫，气血凝滞作痛，此当导气行血而已；重者，伤节折骨，此当续节接骨，非调治三四月，不得平复；更甚者，气血内停阻塞，真气不得行者必死，急泻其血、通其气，亦或有可治者焉。

凡打扑伤损者，先用手寻揣伤处，用药熨数次。整顿其筋骨，以敷药搽之，后用杉篱裹帘法。骨细碎者，另有正、副夹缚定之法。正夹用杉皮去外重皮，约手指大。指排肉上，以药敷杉皮上，其药上用副夹，用竹片去里竹黄，亦如指大，疏排夹缚。

凡打伤跌扑，其痛不可近者，先用草乌散、九乌散之类之麻药，则麻倒不知痛处。或用刀割开，或用剪去骨锋，或以手整顿，骨筋归元端正，后用夹板夹缚定。或箭镞入骨不出，亦可用此药麻之，或铁钳拽出，或用凿凿开取出。若人昏沉，后用盐汤，或盐水，或铁酱汁，或浓煎茗与服立醒。

凡骨断皮破者，不用酒煎药。或损在内破皮肉者，可加童便在破血药内。若骨断皮不破，可全用酒煎药服之。若只损伤，骨未折、肉未破者，用正骨顺气汤、折伤木汤之类。

凡皮破骨出差曰拔，搏捺不入。用快刀割皮间些捺入骨，不须割肉，肉自破，后用筅尔膏敷贴，疮四旁肿处，用敷药。若破而血多出者，用手整时最要快便。

凡平处骨断、骨碎，皮不破者，只用敷药、药熨、镘熨。若手足曲直等处及转动处，只宜绢包缚。令时数转动，不可夹缚。如指骨碎断，止用苧麻夹缚，腿上用苧麻绳夹缚。冬月热缚，夏月冷缚，余月漫缚。凡伤重其初，麻而不痛，应拔伸捺正，或用刀取开皮，二三日后，方知痛，且先匀气血。

凡筋挛、筋缩、筋翻者，掺以蚯蚓膏，而后频用揉法。满肿硬坚者，用振挺法轻击之。瘀血聚积，或青紫黑色焮热者，以三棱针刺数处出血，贴以鲫鱼泥、生鳅泥之类。

凡肉破出血不止者，以发绳扎住其上，阅青筋放五六针。青筋不见者，以三棱针刺足委中穴，血突出高二尺许，渐渐如线流于地约升余，其人或晕倒，或如委顿状，面失色则疮口出血顿止。

《素问》云：“人有所坠堕，恶血留内，腹中满胀，不得前后，先饮利药，此上伤厥阴之脉，下伤少阴之络。刺足内踝之下，然骨之前，血脉出血。刺足跗上，动脉不已。刺三毛上，各一痏，见血立已。左刺右，右刺左，善悲惊不乐。刺如上方。”

《灵枢》云：“身有所伤，血出多，及中风寒。若有所坠堕，四肢懈惰不收，名曰体惰。取其小腹脐下三结交。三结交者，阳明、太阴也。脐下三寸，关元也。"

《脉经》云："从高攧仆，内有血，腹胀满，其脉坚强者生，小弱者死。"

破伤之脉，若瘀血停积者，坚强实则生，虚细涩则死。若亡血过多者，虚弱涩则生，坚强实则死。皆为脉病不相应故也。

凡砍刺出血不止者，其脉来大者七日死，滑细者生。

《灵枢》云："有所堕坠，恶血留内；若有所大怒，气上而不下，积于胁下则伤肝。"又，中风及有所击仆，若醉入房，汗出当风则伤脾。又，头痛不可取于腧者，有所击堕，恶血在内，若肉伤痛未已，可侧刺，不可远取之也。

十不治证

胸背骨破入肺者，纵未即死，二七难过。

左胁下伤透至内者。

肠伤断者。

头颅骨碎、脑盖伤者。

小腹下伤，内横骨破者。

血出尽者。

肩内、耳后伤透内者。

腰骨压碎者。

伤破阴子者。

脉不实重者。

敷药法

用蜜，或糯米糊，或东流水，或生姜自然汁，或无灰酒，或火酒，或霹雳酒，或酽醋，或陈酱汁，或童便，和散药为泥。鸡翎二三十茎，缚作刷子，扫痛处。俟其干更涂，如此三四层为度。若有肉破处，则唯布其四面，而露其口。两三日后，用柳篦，铲落旧药，换新药；或用药水泡洗，去旧药亦可，唯不可惊动损处。

药熨法

用白棉布方五寸，裹药一剂，以麻丝括定，余其丝条尺许，浸火酒于砂锅中，定于文火炉上，不令有潮气。须酒色微红时，取三指大青竹筒，长五六寸，两头不留节，以所括麻

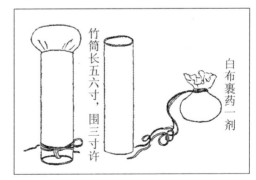

竹筒长五六寸，围三寸许

白布裹药一剂

熨药器图

条通竹筒中，络其末令如鼓枠熨患处，揉摩数次。

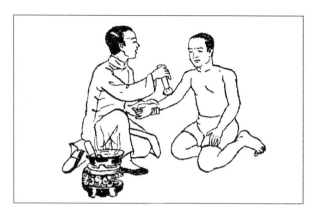

药熨安排图

熨斗烙法

先捣烂葱白一味，和定痛散为泥，敷于痛处。以毛头纸蘸醋贴药上，烧铁熨斗烙纸上，以伤处觉热痛、口中有声为度。

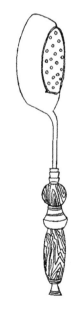

铁熨斗图

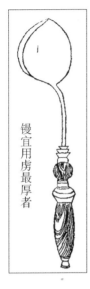

锾宜用膀最厚者

锾熨法

锾熨法

以药泥摊厚好纸上，厚五分。更以纸覆其上，敷于患处。烧铁锾子令通红，烙熨其纸上。一法以药泥摊纸上，厚五分，纵六寸，横四寸，从四边起纸来裹之，为一片板。先以铜板架火炉上，置一片板于其上，俟热透罨熨于患处。

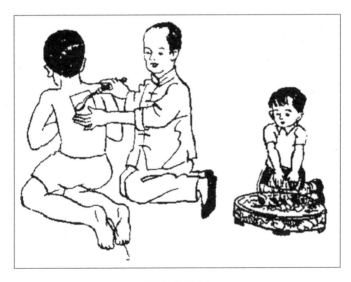

锾熨安排图

振梃法

振梃，木棒也，长尺半，圆围三寸五分。或面杖亦可。受伤之处气血凝结，疼痛、肿硬，先用布叠令三重，敷患处，以此梃轻轻振击其患处上下四旁，使气血流通，得以四散，则疼痛渐减，肿硬渐消也。

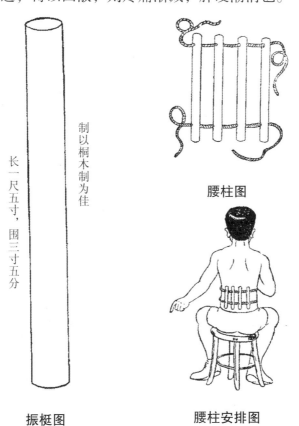

长一尺五寸，围三寸五分

制以桐木制为佳

腰柱图

振梃图

腰柱安排图

腰柱法

腰柱者，以杉木四根，制如扁担形，宽一寸，厚五分，长短以患处为度。俱就侧面钻孔，以布联贯之。腰节骨被伤，错笋臀肉破裂，筋斜伛偻者，先以布缠围患处一二层，将此柱排列于脊骨两旁，再以布缠覆柱上数层，令端正为要。

杉篱法

杉篱者，复逼之器也。量患处之长短阔狭、曲直凸凹之形，以杉木为片，以布卷定之。首先，酌其片数，记清次序。其次，以布联编之，令不得紊乱。有似于篱，故名焉。手足骨断、骨碎、筋斜、筋断者，先以布缠之，以此篱环抱之，再以布缠卷篱上，则骨缝吻合。坚牢无离绽脱走之患，令不动摇为要。

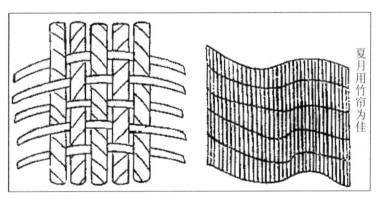

夏月用竹帘为佳

杉篱图

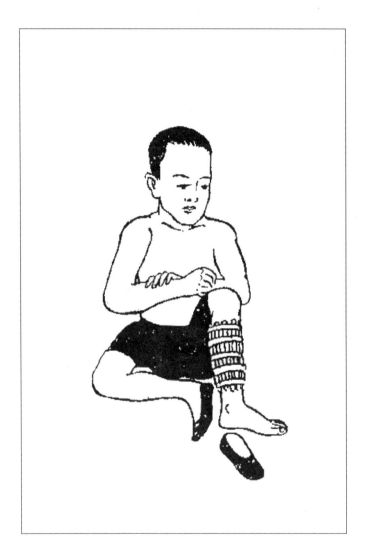

杉篱夹缚图

裹帘法

　　裹帘以白布为之，层缠患处，故名裹帘。其长短阔狭量病势用之。荷兰医书精录其事，桂川月池先生之译，别有其书，故唯举一二图而不复赘焉。

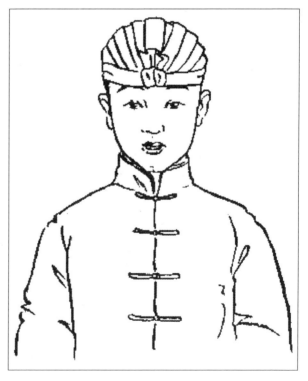

白兜缚

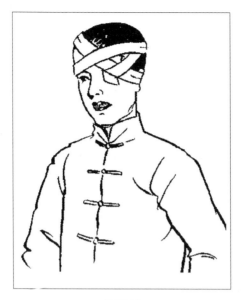

单睛缚

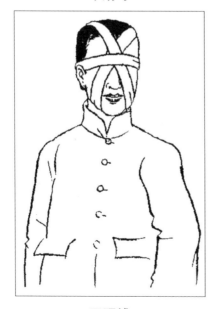

双睛缚

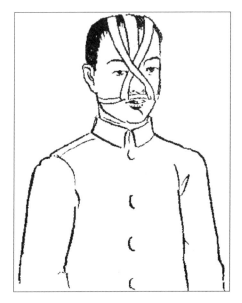

绞准缚

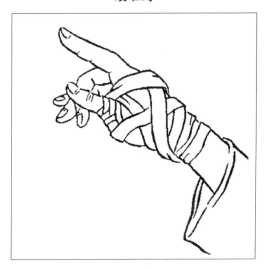

编拇缚

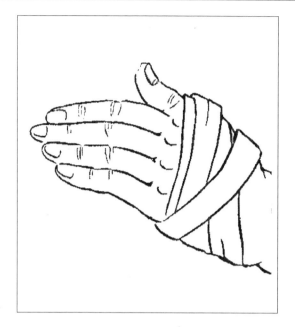

扼腕缚

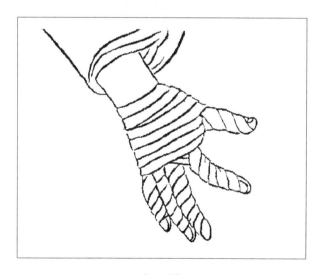

龟手缚

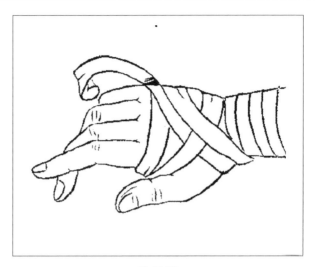

裹甲缚

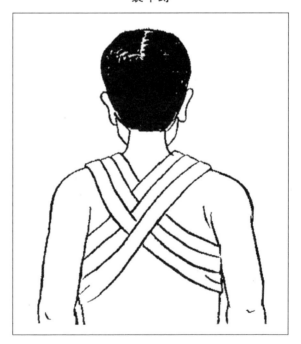

井字带

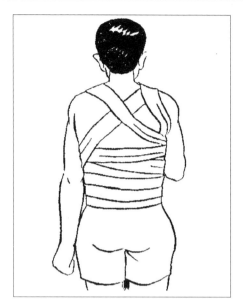

十字带

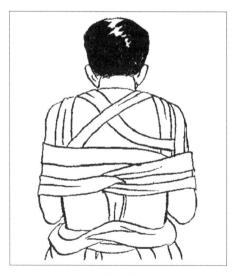

吃肘带

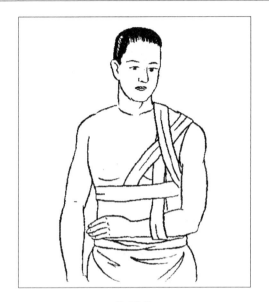

钩臂带

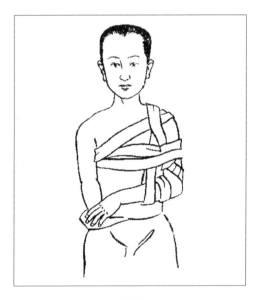

护膊带

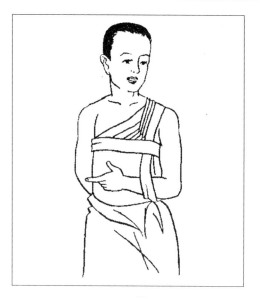

罨䯏带

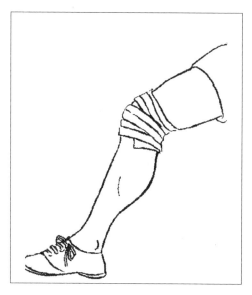

匾骹缚

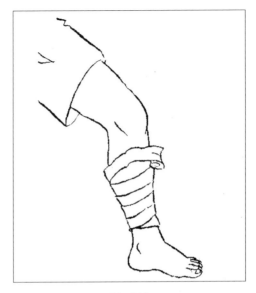

蛇形缚

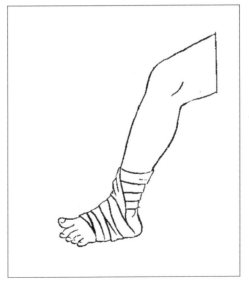

蛇象缚

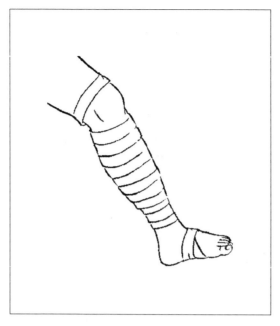

螺形缚

正骨图解

探珠母法

使患者正坐，一人坐背后生腰，以两手承枕骨边，腕骨当项，指头并向上面把定，要令不动摇。医蹲踞前面，以两手大拇指，入患者口中，搏牙关尽处，四指捧下颏，乘势极力向喉咙突下，更向上突上，则双钩入上环。

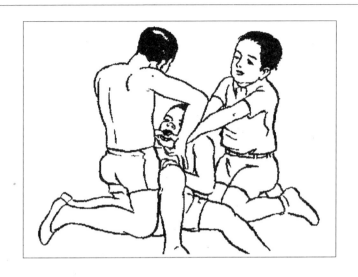

探珠子法

患者、佐者坐如母法，医以右手腕骨，捧持腮骨，指头向颊车起大拇指，当地仓外面，探求牙关尽处，自皮上捺下如母法；左手受持下颏左旁，要令不摇而已。

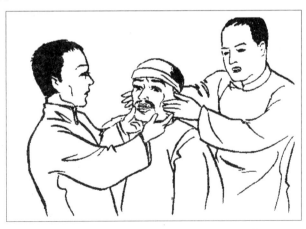

熊顾母法

使患者开两踵于臀外而安坐，医在其背后，践开两脚而直立，低头视患者之额上，安右手于额中央。翻左手以虎口挟持其项骨，指头用力把定发际玉枕骨下陷处，翻右手载其颐于掌上，前后相围。左手自肩用力提之，右手应左手之提，自下抬之，务勿不正，左右齐一，令右顾三次。然后当患者头后于胸膛，以左手按额中央，翻右手挟持项骨，载颐于左手掌上如前，令左顾三次。

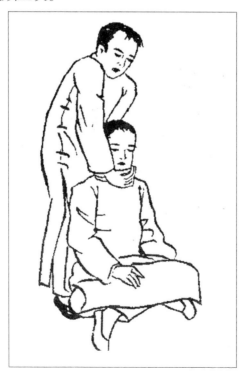

熊顾予法第一

使患者坐如母法。一人在患者之前，践开两脚，以两手搭患者之肩井上边，指头向肩胛用力推镇焉。医直立其背后，两手挟定如母法，提时左右徐徐令顾，以己之呼吸为度，自肩至腕用力施震法。其提上之势，恰如拔颈状。渐伸时当患者脑后于胸膛，捺托令不弛，以项手代颐手，相围如前法，徐徐牵上。筋骨舒缓时，令左右顾数次。

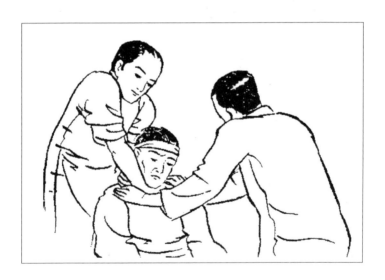

熊顾予法第二

使患者坐如母法，医坐其右侧，立右膝，安置右肘于髌上，翻掌载患者颐于其上，覆左手虎口挟定项骨，用力抬上如母法提。左顾时，右膝载胕而将送之。此法为贵人设，如其重症，犹须前法。

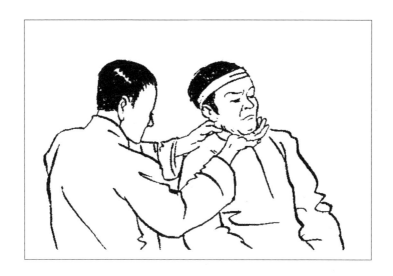

熊顾予法第三

使患者仰卧，医箕踞①其头上，以两足蹈定患者之肩井，翻左手②挟项骨，右掌勾颐徐徐令顾如予法第一。其左顾也，用力蹈右肩，右顾反是，其左右递互十次。③

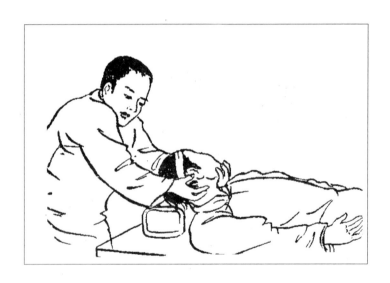

---

① 箕踞：古人席地而坐，坐时臀部紧挨脚后跟，如果随意伸开两腿，像个簸箕，就叫箕踞。

② 左手：原书为"在手"，疑为"左手"误排。

③ 本节文图不一致，疑原绘图有误。

车转母法

使患者正坐，医坐其右侧如雁行，斜欹右膝，跂左踵，安置左臀于其跟上，用为趺。覆左手搭患者肩上，掌中当肩井，指头及缺盆，大拇指在肩髃后陷处。翻右手掌勾持患者肘后，用力拽举如弯弓状，循患者耳后，斡旋如转缲车状。右手拽则左手拇指用力捺肩髃后，循耳后斡旋，则四指头用力捺缺盆，运转数次。

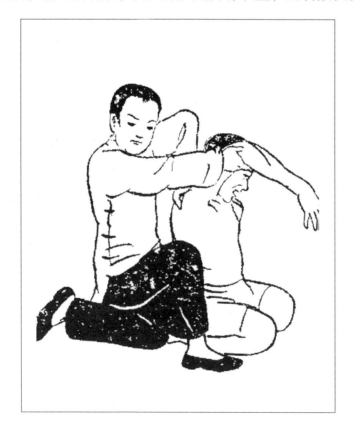

车转予法第一

医坐如母法。一人在患者前扶患手，其法开两足而立，翻右手把住患者之大拇指鱼腹，翻左手把住患掌背腹，随医旋转轻牵，慎勿缓弛。医与扶者为掎角势，齐一旋转，其法小异母法，左手覆住肩井，大拇指揣入臑俞陷中，以右手虎口向肘逆握患者臑间，用力于肩，与扶者回转，及其耳后，则斜肩屈肘扬之斡旋一次，又转来至耳后。则用力于掌，捺定臑肉，开指头转掌，顺换握，徐徐回转，而至胁肋，则扶者放手而退，医乘势而挫顿。

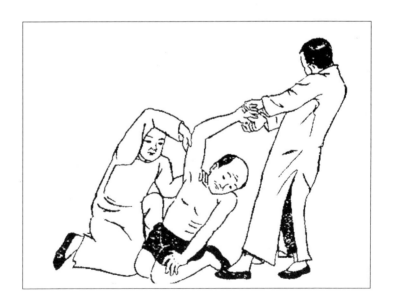

车转子法第二

使患者端坐，医坐其右背后如雁行，立右膝，以右手轻握患者肘后，而徐徐启之。用左手掌插絮团于其胁肋与肘间，用指头推入于腋下，团皆入则更用虎口冲上，使右手所握之患肘渐切近于胁肋，则髃骨发起复其旧。尚不去絮团，用裹帘如法。

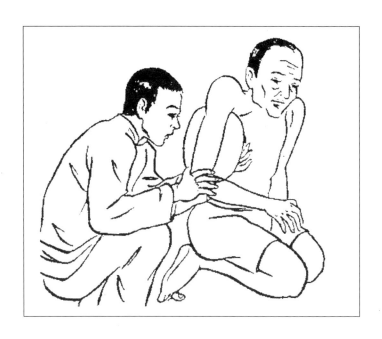

车转予法第三

使患者屈其左肘，以掌按其膻中而端坐。医坐右侧，斜欹左膝，以二叠软布当患手腋下，以左手掌抑之，以右手握定其腕后，以抑腋下手，急推倒。其手法机发，在妙诀焉。

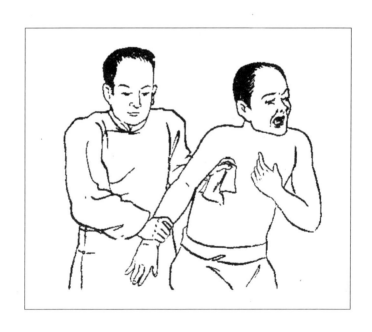

车转予法第四

使患者正坐，医雁行于背后，跤扈两脚，以左手撑住患者肩髃，以右手把定患者右腕后，带回转之意，徐徐颤掉而拽患者肘高举，而跨飞右脚于患者膝前乘势回转。其回转也，拽于患者膝头，至于胁下，沿耳后高举，令不弛。斡旋数次，如母法。

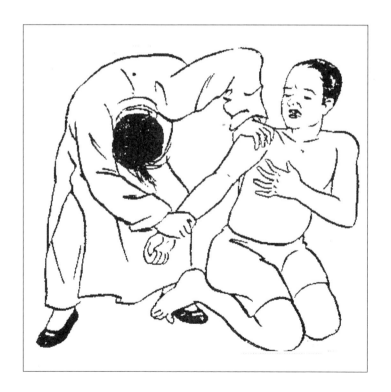

车转子法第五

使患者正坐，医立其右背后雁行，跋扈两脚，左手覆患者肩井，四指当缺盆、云门上，大拇指当臑俞穴，紧固捺定；右手把住患者右腕，乘拽势退辟右足，而拽倒患者，载其右肩髃于左足跗上。左手犹缺盆、肩井，而抑定，屈右足，欹左膝，以跗扇翻其所载肩髃。其诀也，以所把住右手，捏撩扇翻，要与足跗一齐。

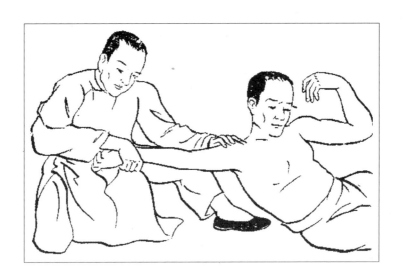

车转予法第六

使患者正立，医立患者背后如雁行，欹右膝，跋左踵，如母法，左手大拇指揣入臑俞陷处，四指覆肩上，右手把住其肘后徐徐动摇，乘举势，有拗之光景，以推出为度。

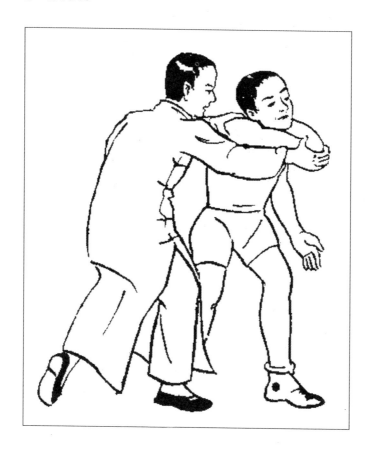

车转子法第七

使患者正立，医立背后如母法，以左手掌覆肩髃，拇指当臑俞穴，四指头当缺盆、云门上，右虎口挟持患者肘后。如母法自腋下轻控于背后，沿耳后斡旋。将举回，则左手拇指推臑俞穴，至耳后，则掌中推髃骨上，转向前，则推缺盆下。每斡旋互推三处。手里在妙诀焉。一名三折车转。

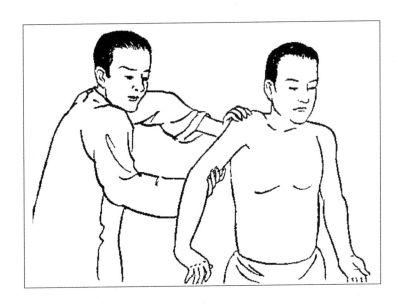

车转子法第八

使患者正立，医对立，立左膝，右手搭患者肩井上边，四指至肩胛，如钩引于前状。左手抬握患者肘头为微回意，而捺背后，则右手拽之。往来数次，以缺盆骨露起为度。

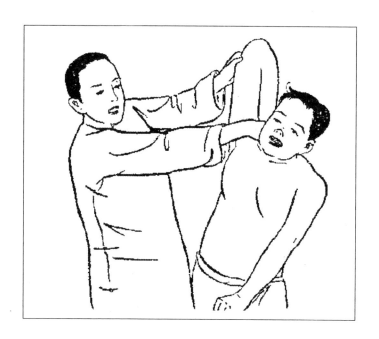

圆旋母法

使患者正立，医在患肘前，对坐其间尺余，立左膝于患者右侧，微侧身向患者之左。右手握定患手腕后内侧，左手掌上承载肘尖，伸首合住头颅于患者右肩髃下膊上，令患者不动摇。以所握手，捺屈患手于患者颐下胸边，左旋向外回转而拽伸之。合住肩髃额颅与承载肘尖左掌，握拽腕后右手者，其期要一齐焉。

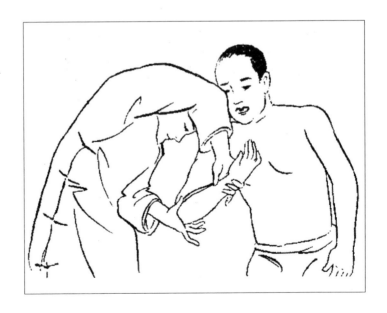

圆旋子法第一

使患者俯卧，医对其右侧，立左膝，跂右踵，跗臀于跟上。以右手握定患手掌后，当左手于患者腋下，用力于腕，急速推倒患者。倒时医揿①左手静，以足泽受患手肘尖，以右手微挠其腕骨于外，曳定于内焉。

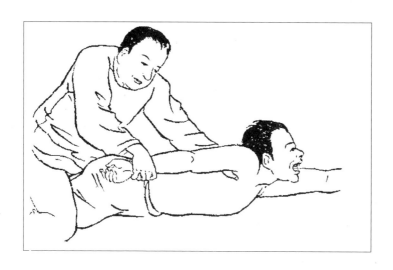

① 揿：扭转。

圆旋子法第二

使患者正立，以帨巾蒙其两眼，结之脑后。又以巾卷其患手腕后寸口，以绳索及绢带六七尺，扎住其上，系其末于楹。佐者一人在患者左侧，欹坐，以两手抱持之。医双手握面杖，极力自头上打绳索中央，势如击弦上，则肘骨顿复。

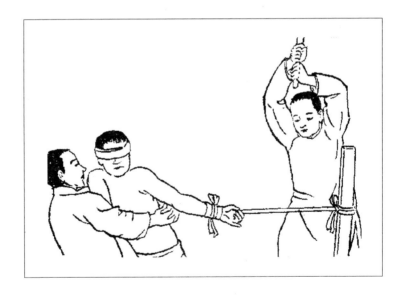

圆旋予法第三

使患者负楹若墙正立，医对立于其伤肘，斜右膝，伸右手以掌按住患者右乳上，以左手握患手腕后外侧，右掌捺乳上，则左手带向内回转之意，而徐徐随呼吸拽伸焉。

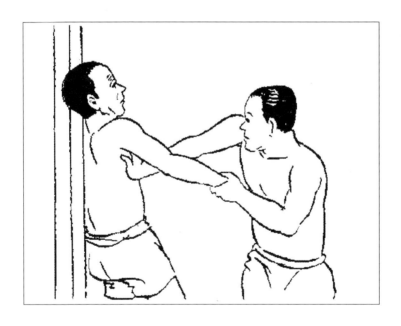

圆旋子法第四

依母法回转臂肘颇缓，半伸半屈如"人"字样，勿令伸，承肘左掌之大拇指、食指，挟肘骨带搰之意，徐徐回转臂骨，则肘骨合缝。

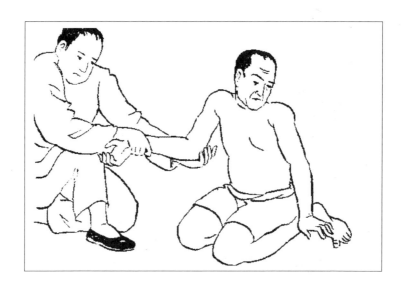

跃鱼法

使患者正立，而覆患手。医对立其前侧右手，上大拇指，下四指，把住患手四指中节。仰左手，上大拇指，下四指，挟其腕骨不缓不紧。乘势而右旋拽伸之，登时以所挟腕骨之大拇指，撂聚皮肉于腕骨上，则腕前筋脉为之不挛急。令骨节易运转，而转大拇指，推入阳池穴陷处。其运转也，要以挟腕骨手冲上，以握四指手曳下。左右有引诀于上下之意，而骨节宽容焉。

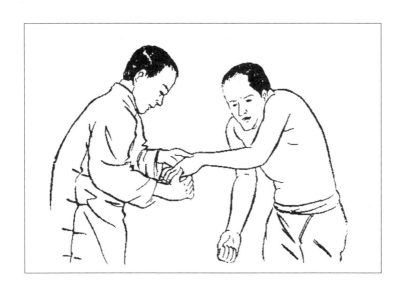

游鱼法

使患者正坐，医对坐，侧右手，上拇指，下食指，把定患指头。左手亦上大指，下食指，挟患节上。运转如跃鱼法。

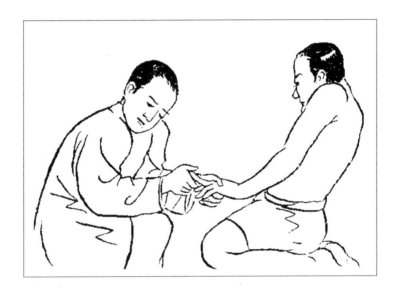

鸢翔法

使患者正立，医踞其背后，跂左踵，跋出右脚，生腰直身，当左掌于患者胛骨，四指头勾胛骨上棱骨，以掌侧骨揣捺肩胛侧骨，右手入患者腋下，屈肘伸五指，衡患者乳上，张肘腕后承定患者肘后，令伸肘。医用力于曲肘，自肩捺上托送患者肘于颐边，乘其捺送之势，左手从之，指头用力捺镇胛骨，掌侧骨亦用力捺送其胛骨于外，送极而右手微带在旋意，自肩用力拽来。规以患者之体，其拽来右手勾承之，其推送左手以整顿为要。

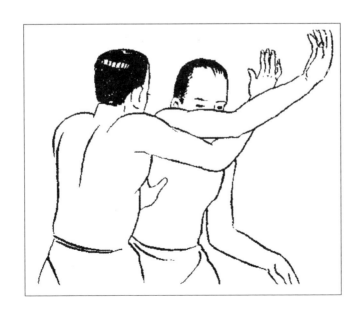

靡风母法

使患者叉手盘立，医坐其背后，立右膝，跂左踵，置臀于跟上。右腕当脾俞，其指头向胁肋骨横推之。其肘尖架住膝头，以为用力地插入左手于腋下，屈臂如轩，伸五指横左乳上，掌后腕骨在胸肋拥抱之，使患者体微仰，而挠于后。右手承载患者体，以微推出意转回之。其回也，左手从肩，右手从腰，徐徐为之，勿疾速焉。

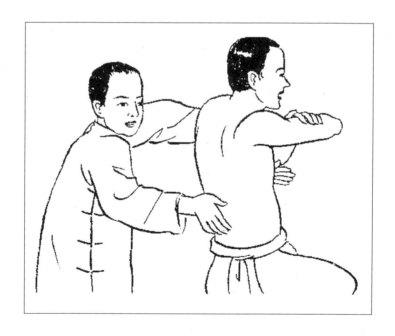

靡风予法第一

使患者正立，医对立于患者左胸，斜欹右膝；右手插入患者左腋下，横其腕于背脾俞拗中，勾定于患体；当左手腕骨于两乳间拗中，伸四指压之。带母法之意，从其呼吸。捺送胸肋数回，与母法前后相反耳。

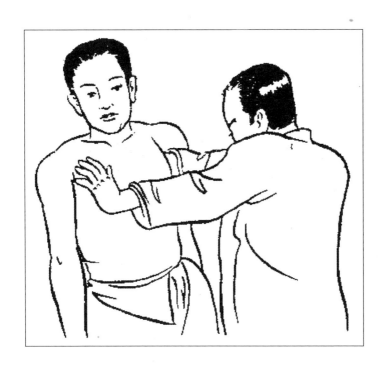

靡风予法第二

使患者正立。佐者一人在前跋扈，以两手搭住患者两肩髃上。医蹲踞患者背后中央，附两手肘尖于两膝头，两腕骨横当胛骨下，四指斜向两腋拥之。佐者搏右肩则医捺右胛承之，搏左肩则捺左胛承之，如被靡风状，左右数次。

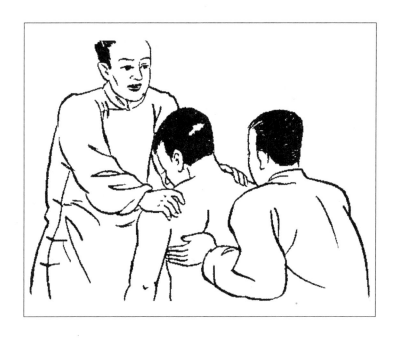

靡风子法第三

使患者叉手正立，医立在背后，跂两踵，安住臀于跟上，插入两手于腋下合抱患者叉手下；以胸膺切当患者膏肓下边，两拘向上反张；令患者背乘于胸上，摩轧之。捩身左转，又捩身右转，左右挟转六七回。

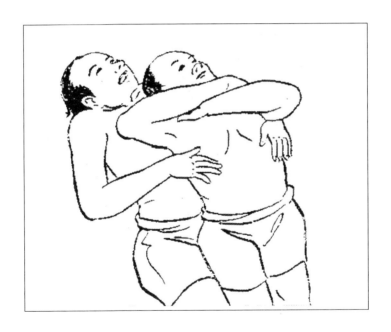

鹤跨母法

使患者交臂于胸前而正立，医在其背后，跂两踵，附臀于跟上。用两膝头紧挟患者两楗骨，两手插入两腋下以勾上之。生腰左之右之，掞回动摇，而患处平直为度。

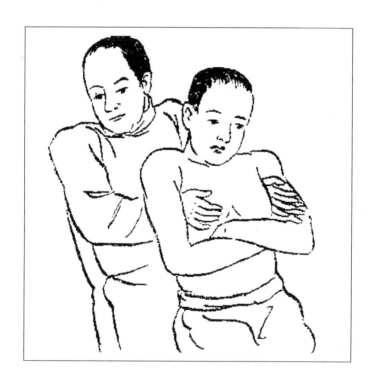

鹤跨子法

使患者正立，医在其左背后，立右膝，跂两踵，附臀于跟上。用右手腕骨，当脊骨患处，伸五指向右胁肋，架住其肘尖于膝头，以为用力之地。左手插入左腋下，屈肘伸五指，横胸上玉堂华盖。张肩抱患者体，右腕骨捺转脊骨。其转也，令其体斜仰。

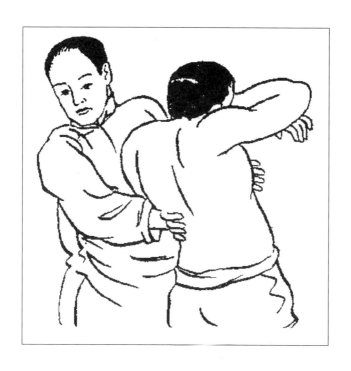

骑龙母法

使患者俯卧，而伸脚屈右膝。医立左腰侧，开两脚跐入其右足于患者胯间，屈腰下左手探求腰间脊骨之合缝处，逆掌押其骨尖，下右手持膝头，屈上如燕尾法乘势回转曳伸之。当其回转曳伸时，以左掌紧捺骨尖，要在中其肯綮焉。

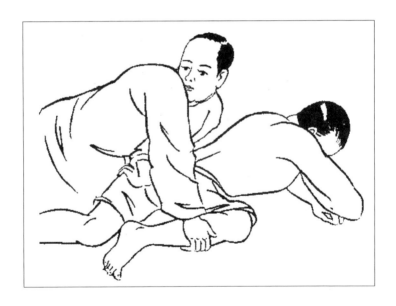

骑龙予法

使患者正立，医立其腰后。患处在右则插入左脚于患者右侧，右手掌横当腰间尖骨上，其指头向外插入左手于右腋下，伸五指横当右乳上，如抱持定。使患者形偃仰，极力于右掌，乘以腕骨动摇之势顿挫，推转于前。当其推出，右手如挽患者体，跨越于右脚，相代于左脚，与手如一齐。

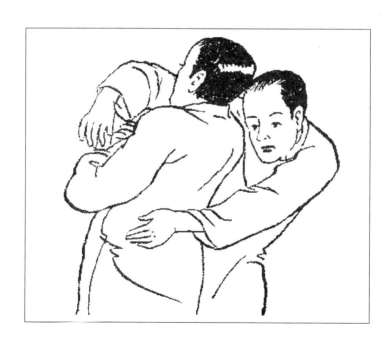

燕尾母法

使患者上其右髀侧卧而半屈其膝，医立其腰后。
跋尫折腰，以左手掌捺罨髀枢尖骨，右手屈四指，勾
住膝头举试之。要髀骨尖头入于掌心，若不入则更为
焉。更屈承举膝头，托送患者乳下季肋间，乘势向下
顿挫回转之。当其回转曳伸也，左掌紧推髀枢尖，带
自外面向于背之意，以掌推臀则应机而复焉。

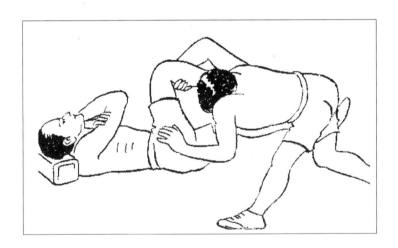

燕尾予法第一

使患者侧卧如母法，佐者与医斜向立，屈腰持患者踵与骺骨，从医运转无用自意。医如母法，立于腰后，屈腰下一手掌于髀枢骨尖，要紧押按定当运转令髀骨尖不突起；一手承持膝头如母法，屈上膝头于季肋边，徐回转三次，乘势挫顿以归窠，佐者亦随之曳伸其踵矣。

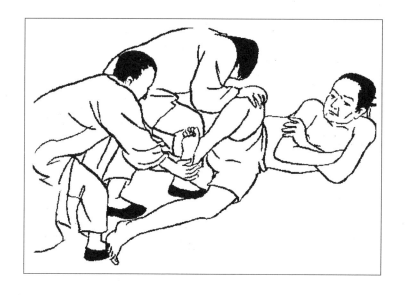

燕尾予法第二

使患者侧卧如母法，插入叠被于裹帘所缚伤股间。佐者对立患者面前，两手持被前端。医右手斜合持补后端，而提举之；左手紧捺髀骨尖，回转如母法。其右手不及脚，只被中将送之也。亦要徐迟其曳也，乘势而复其位。

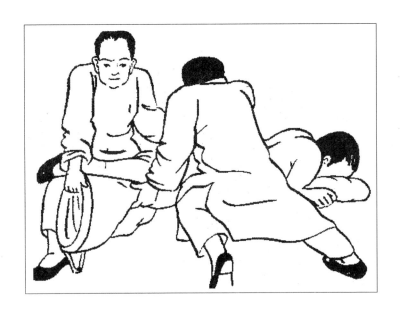

尺蠖母法

使患者仰卧，医对坐其右脚旁，立左膝生腰，左掌覆定患者膝盖骨上，右手紧握踵，徐徐捺屈脚于患者胸前，冲入跟于股间，势射会阴，顿回转而拽伸焉。其登也，用力于覆盖骨掌；其曳来也，使盖骨不顿于地。向上而以握踵右手，回转拽伸数回。

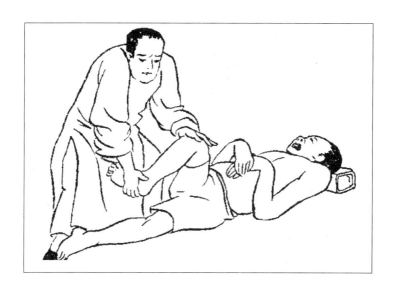

尺蠖予法第一

使患者坐，医对坐患脚右前，而立左膝。右手握定踝骨，左掌搭患者项，用其四指头，勾压左枕骨边，使患者顿首于前，乘其势右手拽定脚。

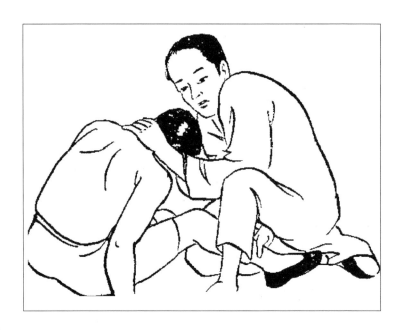

尺蠖子法第二

使患者伸出患脚于前。医对其膝右旁而坐，一手握定脚跟，一手屈掌，用虎口勾住，上移膝盖骨上际，按抚下之。下之也，以握跟手，屈伸其膝如母法，盖骨稍稍下而归元。

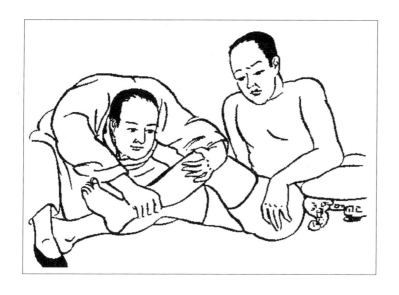

尺蠖予法第三

先以杉篱裹帘法，缠缚股骨伤处，佐者一人以两手抱持裹帘上，医对坐如母法。用小被载患脚踵跟，左手覆膝头如母法，以右手徐拽其被，则佐者抱持而相应焉。

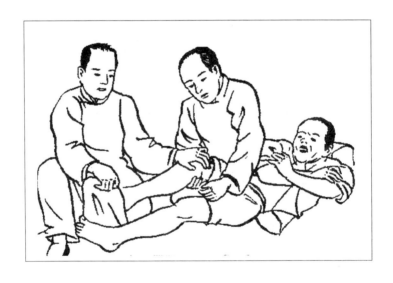

弄玉法

使患者跋出右膝于前而坐，医旁其膝外侧与患者并坐，倒左手以虎口挟定踝骨，覆右手握患足趾令其跟着地，带以四指上勾以鱼腹下托之意，而旋转之，左手乘其势。令踝骨上下，恰如弄玉状，则复其旧。

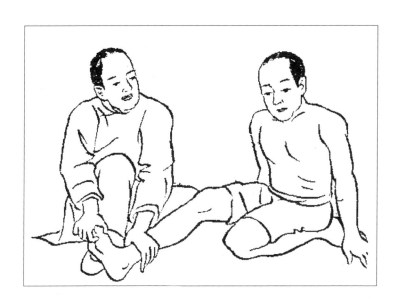

螺旋法

使患者伸右脚于前而坐，医对坐于其足心，左手掌心勾住其跟骨拽之，要令不弛；右手上大拇指，把住足四趾，推出其跗，左旋回转而拽伸之，左掌中之跟左旋回转如螺壳形。

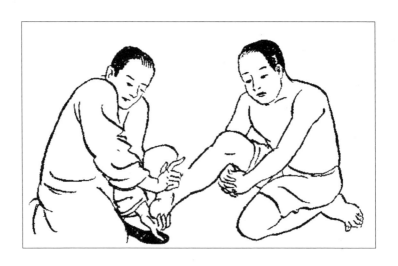

鸹尾法

使患者立右膝仰出足跗而坐，医旁其外侧立左膝，斜与患者并坐，屈左手四指头横当其足心涌泉穴，而捺上；覆右手以腕骨，当其足跗上，握四趾捺屈而向于外回转，其屈压也。捺跗上腕则自上推下，捺涌泉指则自下推上，皆极力回转焉。

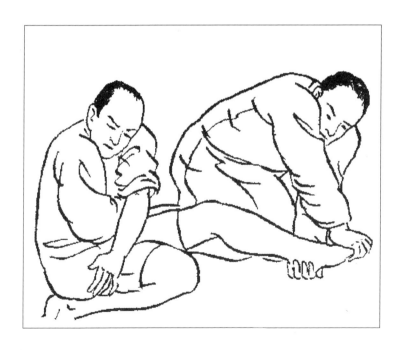

接骨经验方

麻药部

整骨麻药

草乌三分　当归　白芷各二分半

上末每服五分，热酒调下，麻倒不知痛，然后用手如法整理。

九鸟散

曼陀罗花一钱　露蜂房三分五厘　鸠粪三分五厘反鼻一钱，一方无反鼻

上四味细末，以麻酒饮服。实人九分，虚人八分。昏沉不醒者，与浓煎茗一碗为妙。

草乌散

治伤骨节不归窠者，用此麻之，然后下手整顿。

白芷　川芎　木鳖子　猪牙皂角　乌药　半夏紫金皮　杜当归　川乌各二两　舶上茴香　草乌各一两木香半两

上为细末，诸骨碎、骨折出臼者，每服一钱，好酒调下，麻倒不知痛处。

熨药部

艾肠泥

治打扑、筋挛、骨闪挫，及久年打扑痛。

藏瓜姜糟　熟地黄各十六钱　生姜擦，二十钱　艾十五钱

上四味内擂盆研烂为泥，摊好厚纸上，再以纸覆其上，敷患处，烧铁镘烙熨纸上。

黄酒散

熨骨节疼痛。

飞罗面二合　鸡卵三枚　樟脑二钱

上三味，以好酒五合。文火煮，蘸白布蒸熨数次。

蒲黄散

马鞭草　蒲黄　乌头各四钱

上无灰酒或霹雳酒炼为泥，涂患处，厚六七分。以绢或纸覆之，用火针熨其上。

马鞭散

生地黄　蒲黄　马鞭草

上三味。

定痛散

治一切打扑损伤，定痛消肿，舒筋活络。

当归　川芎　芍药　桂枝各一钱　山奈三钱　麝香三分　红花五钱　紫丁香根五钱　升麻一钱　防风一钱

上为末，以葱白汁和为泥，敷痛处。以毛头纸蘸醋贴药上，烧铁熨斗烙纸上，以伤处觉热痛、口中有声为度。

熨烙泥

治打扑及肩臂手足不可屈伸者。

酒糟七十钱　冬青叶五十钱　桂枝　合欢皮　生地黄各七钱

上，先细锉冬青叶三味为末，和糟入臼杵为泥，团之如食饼大，以纸作盂盛药于其中，置患处烙其上。

国寿散

百草霜十五钱　飞罗面二十钱　生姜汁五钱

上，以酒和匀贴纸上，以火针熨其上。

洎夫蓝①汤

打扑伤损肿痛，诸般之熨药，正骨家常用。

忍冬三钱　黄柏二钱　红花四分　硝石一钱三分樟脑八分　当归四分　川芎六分　桂枝八分　地黄五分

上，以布裹一剂，浸火酒中，煮令色微红，熨患处。

膏药部

蚯蚓膏

缓筋挛、筋缩、骨关强者。

---

① 洎夫蓝：即番红花。本品在元代以"洎夫蓝"之名收载在《饮膳正要》中。番红花，或称藏红花、西红花。

蚯蚓四十八钱，水洗去泥净

上，清酒三十二钱，麻油百九十二钱，令相和，内蚯蚓，文火煮，以水气尽为度。

莞尔膏

疗一切金疮止痛方。一名百效油。

麻油一合　椰子油四钱　乳香一钱六分　小麦一合

上，小麦浸麻油三日，煮令焦，漉去麦渣，入椰、乳炼收。

敷药部

一白散

治打扑伤痕紫黑，有瘀血流注无热者。

半夏

上末，姜汁调敷。

鲫鱼泥

治折伤肉烂肿痛者。

生鲫鱼

上，去肠骨为泥，涂患处。

生鳅泥

治折伤肉烂焮热者。

泥鳅

上，擂炼为泥，涂患处。

茴香酒

茴香　樟脑　红花

上三味，浸火酒，纳瓷器封固三十日。

鸡舌丹

不问新旧诸般打扑，杏荫斋常用此方。

桂心末四十钱　丁子一钱　肉桂二钱　糯米二合

上细末，用密绢罗筛出，陈酱汁和匀，鸡翎扫搽患处。

翻风散

治手掌后软骨高起，不痛不脓，无寒热者。

轻粉一钱　山椒末，二钱

上二味，研罗为细末，水调涂。

救急奇方

治诸伤瘀血不散。

野苧叶

上，于五六月取收野苧叶，擂烂涂金疮上，如瘀血在腹用顺水擂烂服即通。血皆化水，以死猪血试之可验，秋月恐无叶，可早收之。

黑龙散

治坠马，或高坠，腰脚肿痛。

苦瓠霜大者瓣共霜　蓝梅

上二味，烧存性，清酒或火酎和，调折痛处。

赤地利散

治打扑伤损，青紫肿硬，数日不减者。

赤地利　黄柏　石灰

上三味为细末，酽醋和匀，鸡翎扫涂。

杨梅散

治打扑肿硬痛。

黄柏　胡椒

上二味为细末，火酒和匀为泥，搽涂患处。

假母布刺酒

久年打扑痛。

火酒四百八十钱　片脑十钱

上，搜令相得，纳壶煮溶，对其口，埋土中百日，取出羽扫患处。

琥珀散

疗手足闪挫方。

酒柏二十钱　松脂四十钱　鸡子

上为末，糊调涂损处，以柳皮或柏皮覆药上，复以棉布卷扎，如此每日一度。

无名散

诸般攧跌打扑。

杨梅皮　鹿角霜　石灰韭汁浸　无名异各等分

上，酢或酒和调为泥，摊纸上以罨患处。

玳瑁光

治坠马折伤、打扑、一切骨节疼痛不治之症，奇验方。

阿胶二钱

上，以生姜汁煮胶烊消，合生姜渣搅令相得，适寒温，临卧敷患处。冷不成功，以棉被覆药上半时许，觉热为知。

生鲈泥

治打扑。

生鲈鱼　砂糖

上二味，杵成泥，研匀敷痛处。

麟血散

折伤奇方。

乳香　麟血　红花　面粉

上，热酒、醋和匀。

青泥

疗打扑。

接骨木叶

上，擂烂，取自然汁搽患处。

缀药

耳鼻伤损落者。

用人发入阳城罐，以盐泥固济煅过为末，乘急以所伤耳鼻蘸药，安缀故处，以软绢缚定。

消毒定痛散

治跌扑损伤，肿硬疼痛。

无名异　木耳炒　川大黄各五钱

共为末，蜜水调涂。如内有瘀血，砭去敷之；若腐处，更用膏药敷之尤好。

麻肌散

川乌　草乌　南星　半夏　川椒

上末，唾调搽之。

洗药部

散瘀和伤汤

治一切碰撞损伤，瘀血积聚。

番木鳖油炸去毛　红花　生半夏各五钱　骨碎补甘草各三钱　葱须

上，水五碗，煎滚入醋二两，再煎十数滚，熏洗患处，一日十数次。

蒴藋①煎

疗打扑疼痛，肿不消。

忍冬　蒴藋　接骨木　艾　石菖蒲　莲叶　折伤木各一两　食盐一合

上七味，以水二升，煎取一升，洗损处。

---

① 蒴藋：接骨草的别名

片脑水

樟脑

上，大寒节取井花水，樟脑一味盛麻囊浸三十日。

丸散部

鸡鸣散

治从高坠下及木石所压。凡是伤损血瘀，凝积气绝死，烦躁，头痛不得叫呼，并以此药利祛瘀血。治折伤神妙。

大黄一两，酒蒸　桃仁二十粒，去皮、尖

上研细，酒一碗，煎至六分，去渣。鸡鸣时服。次日取下瘀血即愈。若气绝不能言，急擘开口，用热小便灌之即愈。

当归导滞散

治打扑损伤，落马坠车，瘀血，大便不通，红肿青黯，疼痛昏闷，蓄血内壅欲死。

大黄一两　当归二分半　麝香少许

上三味，除麝香另研外，为极细末，入麝香令匀。每服三钱，热酒一盏调下如前。内瘀血去，或骨节伤折疼痛不可忍，以定痛接骨紫金丹治之。

夺命散

治刀刃所伤，及从高坠下，木石压损，瘀血凝积，心腹痛，大小便不通。

水蛭用石灰拌，慢火炒，令黄色半两　黑牵牛二两

上末，每服二钱，热酒调下，行四五里，再用热酒调黑牵牛末二钱催之，须下恶血成块，以尽为度。

八厘散

治跌打损伤，接骨散瘀。

苏木一钱　铁砂一钱　自然铜三钱，醋淬七次　乳香三钱　没药三钱　血竭三钱　麝香一分　红花一钱　丁香五分　番木鳖一钱，油炸去毛

上共为细末，黄酒温服，童便调亦可。

黑药方

治打扑伤损。

干过腊鱼霜，二钱　山椒为霜，二钱

上为末，温酒送下。

当合丸

治打扑伤损，兼下血。

百草霜十钱　赤豆炒至红色为度，一钱　萍蓬黑炒，五钱　蝮蛇酒炙，一钱

上末，温酒送下，味噌汁亦佳。

疏血丸

此药止血开胃。

百草霜三钱　好阿胶蛤粉炒成珠　藕节　侧柏叶茅根　当归

上，共为细末，炼蜜为丸，如梧桐子大，每服五

钱，早晚陈酒送下。

塞鼻丹

此丹治跌打损伤，鼻中流血不止，神气昏迷，牙齿损伤，虚浮肿痛者，及一切衄血之证，皆可用之。

朱砂　麝香　丁香　乌梅肉　川乌　草乌　当归　山柰各一钱　乳香　皂角七分

上共为细末，用独头蒜泥为丸，以丝绵包裹，塞于鼻中。

回阳玉龙丸

专敷跌打损伤，气虚寒冷。

草乌二钱，炒　南星一两，煅　军姜一两，煨　白芷一两　赤芍一两，炒　肉桂五钱

上共为末，葱汤调搽，热酒亦可。

六味地黄丸

伤损之证，肌肉作痛者，乃荣卫气滞所致，宜用后元通气散。筋骨间作痛者，肝肾之气伤也。

熟芐①八两　山萸肉四两，去核　怀山药②四两　牡丹皮三两　泽泻三两　茯苓三两

上共为末，炼蜜为丸，如梧桐子大，空腹白汤服

---

① 熟芐：熟地的别名。

② 怀山药：指怀庆府（现为焦作的温县）生产的山药。怀山药又叫铁棍山药。还有一种淮山药，指的是江苏、安徽等地生产的山药。

三钱。

苏合香丸

沉香　木香　丁香　白檀　麝香　安息香酒熬膏
香附子　白术　荜拨　诃子肉　朱砂　犀角镑，各一两
乳香　片脑　苏合香油入息香膏内，各五钱

上将各味咀成片，为细末。入脑麝、安息香、苏合香油同药搅匀，炼蜜为丸，每丸重一钱，用蜡包裹。每用大人一丸、小儿半丸。去蜡皮以生姜自然汁化开，擦牙关。另煎姜汤少许，调药灌下神效。

鹭霜散

治一切久年打扑痛。

鹭去嘴、足、翅、肠，以红花、人参各一两填腹

上纳土器，盐泥封固，烧存性为细末，热酒送下一钱。

黑神散

黑豆去皮，炒，半斤　熟干地黄酒浸　当归去芦，酒制　肉桂去粗皮　干姜炮　甘草炙　芍药　蒲黄各四两

上为细末，每服二钱。酒半盏、童子小便半盏，不拘时煎，调服。

汤药部

复元活血汤

治从高坠下，恶血凝结，肿硬疼痛，不可忍者。

柴胡五分　当归　穿山甲炮　栝楼根各三钱　甘草
红花各二分　桃仁去皮、尖，五十个　大黄酒浸，一两

上，杵桃仁研烂，余药锉如麻豆大。每服一两，
水二盅，酒半盏，煎至七分，去渣。食前温服，以利
为度。

敛血剂

治因金刃伤而动经脉，卒晕欲死者，故产后血晕
及打扑动经脉者皆主之。

萍蓬　桂枝　木香　当归　黄芩　白术　黄连
甘草　川芎　丁子　地黄　槟榔　茯苓　大黄　人参

上十五味，细锉盛布囊。渍麻沸汤，须臾绞，
顿服。

清上瘀血汤

治上膈被伤者。

羌活　独活　连翘　桔梗　枳壳　赤芍药　当归
栀子　黄芩　甘草　川芎　桃仁　红花　苏木　大黄

上，生地黄煎，和老酒、童便服。

清下破血汤 治下膈被伤者。

柴胡　川芎　大黄　赤芍药　当归　黄芩　五灵
脂　桃仁　枳实　栀子　赤牛膝　木通　泽兰　红花
苏木

上，生地黄煎，加老酒、童便和服。

正骨顺气汤

杏荫斋诸般打扑伤损通用之。

当归　川芎　白芍药　苍术　厚朴　茯苓　半夏　白芷　枳壳　桔梗　干姜　桂枝　麻黄　甘草　羌活　蜜香

上，姜水煎。

赤地利汤

治打扑奇方。

赤地利

上，水煎顿服。一方，烧存性，糯米粉中停，温酒送下。

鳖鱼汤

治打扑折伤。

鳖鱼二钱　当归六分　川芎五分　大黄四分

上四味，以水二合，煮取二分，日二服，服之则患处觉痛。久者服十余剂愈，神效。

加减苏子桃仁汤

治瘀血内聚，心经瘀热，大肠不燥者。

苏子二钱半，末　红花一钱　桃仁炒　麦门冬　橘红各三钱　赤芍　竹茹　当归各二钱，酒洗

上，水三盅，煎一盅，渣二盅，煎八分，温服。

犀角地黄汤

撞扑胸膛吐血者。

犀角　生地黄酒浸，另捣　牡丹皮　白芍药各等分

上，水煎。

桃仁承气汤

大黄　芒硝　桃仁　桂枝　甘草

上，水煎服，以利为度。

抵当汤

水蛭　虻虫各三十枚，去翅、足　大黄一两，酒浸
桃仁三十枚，去皮、尖

上，以水五升，煎取三升，去滓，温服一升，不
再服。

调经散

川芎　当归　芍药　黄芪各一钱半　青皮　乌药
陈皮　熟地黄　乳香另研　茴香各一钱

上作一服，水二盅，煎至一盅，不拘时服。

折伤木汤

折伤木　当归　川芎　地黄　大黄　芍药　泽泻
枳实　茯苓　薄荷　甘草

上十一味，水煎服。

四物汤

当归三钱　川芎　白芍　熟地各二钱

上，水煎。

百合散

川芎　赤芍药　当归　百合　生地黄　侧柏叶

荆芥　犀角　丹皮　黄芩　黄连　栀子　郁金　大黄
各一钱

上水煎，加童便和服。

加减承气汤

大黄　朴硝各二钱　枳实　厚朴　当归　红花各一
钱　甘草二分

上，水酒各半，煎服。

玉烛散

生地黄　当归　川芎　赤芍药　大黄酒浸　芒硝

上，引用生姜，水煎。

图书在版编目（CIP）数据

中国接骨图说／刘星主编 . —太原：山西科学技术出版社，2023.4

ISBN 978 - 7 - 5377 - 6230 - 4

Ⅰ . ①中… Ⅱ . ①刘… Ⅲ . ①正骨疗法—图解 Ⅳ . ①R274.2

中国版本图书馆 CIP 数据核字（2022）第 215804 号

中国接骨图说

出 版 人	阎文凯
主　　编	刘　星
著　　者	二宫献彦可
责 任 编 辑	张延河
封 面 设 计	吕雁军

出版发行　山西出版传媒集团·山西科学技术出版社
　　　　　地址　太原市建设南路 21 号　邮编　030012
编辑部电话　0351 - 4922135
发 行 电 话　0351 - 4922121
经　　销　各地新华书店
印　　刷　山西人民印刷有限责任公司

开　　本	890mm×1240mm　　1/32
印　　张	3.875
字　　数	70 千字
版　　次	2023 年 4 月第 1 版
印　　次	2023 年 4 月山西第 1 次印刷

书　　号	ISBN 978 - 7 - 5377 - 6230 - 4
定　　价	28.00 元